LES

OSPICES MARINS

ES ÉCOLES DE RACHITIQUES

CONFÉRENCE FAITE LE 23 JUILLET 1878

Au Palais du Trocadéro

PAR

M. le Dr de PIETRA SANTA

RÉDACTEUR EN CHEF DU JOURNAL D'HYGIÈNE.

PARIS

V. A. DELAHAYE ET Cᵉ, LIBRAIRES-ÉDITEURS
place de l'École-de-Médecine.

—

1878

A M. le Commandeur CORRENTI

Président d'honneur des Congrès scientifiques de Paris.

(1878)

Au savant qui honore l'Italie, et dont la France
sait apprécier les importants travaux.

Hommage dévoué du

Dr PROSPER DE PIETRA SANTA.

Paris, septembre 1878.

LES

HOSPICES MARINS

LES ÉCOLES DE RACHITIQUES

CONFÉRENCE FAITE AU PALAIS DU TROCADERO (1)

La Société française d'hygiène m'a fait l'honneur de me déléguer dans cette enceinte, pour venir vous présenter l'historique et l'état actuel de deux institutions de bienfaisance et de philanthropie, qui sont la gloire de la nation qui en a eu la première initiative ; qui formeront, je l'espère, dans un avenir prochain, le complément de toutes ces créations de la charité, par l'initiative privée, qui ont illustré, à tous les degrés de l'échelle sociale, notre chère population parisienne.

Au cours de cette conférence, puissiez-vous confondre

---

(1) Recueillie par la Sténographie officielle, et publiée, sans aucune modification.

avec moi dans une même pensée d'admiration et de gra-
titude, ces deux grandes contrées, aimées de Dieu, la
France et l'Italie, sœurs par leur origine latine ; émules
par le rôle qu'elles ont joué, à travers les siècles, dans la
marche de la civilisation ; compagnons d'armes pour
combattre, aujourd'hui comme demain, les mêmes ad-
versaires sur le champ de bataille des idées intellectuelles
et morales.

Il faut obéir à une conviction bien ardente, bien invé-
térée, dans l'utilité et dans l'avenir de ces œuvres tout à
la fois scientifiques et humanitaires, pour se présenter
devant une assistance aussi distinguée, sans avoir le
double prestige de l'éloquence qui émeut et entraîne les
cœurs, de l'autorité qui s'impose aux indifférents comme
aux incrédules !

Cependant, comme votre présence même dans cette
salle, me paraît une garantie certaine de votre bienveillante attention, permettez-moi de marquer les trois points
précis de cette conférence.

— La raison d'être de la Société française d'hygiène ;
— Les hospices marins ;
— Les écoles de rachitiques.

Tout d'abord, en nous retrouvant présents en ce jour,
ne devons-nous pas une parole de reconnaissance aux
éminents organisateurs de cette immense manifestation de
l'industrie et de l'intelligence qui résume dans une admirable synthèse, l'histoire de l'humanité tout entière.

A côté de la production à toutes les étapes de son existence commerciale, industrielle, artistique, n'était-il pas
indispensable de faire une large part à l'idée qui inspire
et vivifie ce vaste ensemble d'émanations intellectuelles,
et n'est-ce pas pour atteindre ce noble but que les Congrès et les Conférences sont devenus partie intégrante de
l'Exposition universelle de 1878.

Qu'il serait bien inspiré l'artiste, qui pour faire pendant à cette gigantesque statue de la Liberté éclairant le monde, viendrait nous représenter en sculpture, l'idée, la pensée qui a créé ces merveilles ; non pas le *Pensiero* rèveur de Michel-Ange dans la chapelle des Médicis à Florence, mais le Pensiero, resplendissant des éclairs du succès et du triomphe !

L'un des économistes les plus renommés de notre époque, patriote et libéral éprouvé, Wolowski, traçait en ces termes l'histoire des expositions :

« Les expositions sont appelées à vulgariser les bons procédés, à stimuler le progrès, à développer le goût et l'intelligence.

« Chaque époque de l'histoire a eu des solennités dont le cachet répondait à l'esprit dominant.

« La Grèce amoureuse du beau et du culte de la forme, à l'imagination épanouie et gracieuse, la Grèce assistait aux jeux olympiques.

« Le moyen âge avait les tournois ; les belles dames venaient applaudir aux prouesses des vaillants chevaliers.

« Nous, nous vivons dans un siècle sérieux, nous avons les grandes aspirations que donne le travail, dont la dignité a été relevée en même temps que sa puissance a grandi ; nous avons les grandes fêtes du travail.

« Les expositions sont en même temps les rendez-vous des produits et des idées, c'est dans leurs vastes enceintes, que l'on peut le mieux procéder à de vastes enquêtes industrielles et morales.

« Aujourd'hui les expositions provoquent des études profondes, elles donnent matière à d'instructives observations, non-seulement sous le rapport des progrès divers de l'industrie, mais sur les créations de toute nature, destinées à l'amélioration du sort des hommes. »

L'amélioration du sort des hommes, voilà donc la plus

éclatante émanation, le résultat le plus immédiat des grandes expositions de Paris, de Londres, de Vienne, de Philadelphie !

Cette pensée qui domine toute notre civilisation moderne, a créé de toutes pièces cette nouvelle science, l'hygiène publique.

Sans doute, bien avant notre ère, le grand Législateur des hébreux avait promulgué un code de l'hygiène.

Les lois de Moïse avaient été codifiées dans ces trois chapitres :

1° La pureté de l'air, du sol et de l'eau ;

2° L'isolement complet de toute maladie contagieuse ou infectieuse (1);

3° L'hygiène personnelle.

Sans doute aussi, le Koran établissait les préceptes les plus sages, les plus appropriés aux nombreuses peuplades qui suivaient, avec la plus rare abnégation, la loi du Prophète.

Mais Moïse comme Mahomet imposaient leurs volontés, en planant de toute la hauteur de leur génie, sur l'immense foule, et ce que recherche le législateur d'aujourd'hui, personnalité multiple dans ses moyens d'action, unique dans le but à atteindre, c'est l'éducation de ces mêmes masses, c'est leur participation indispensable au développement des réformes et des progrès reconnus et déterminés par la Science.

De théorique l'hygiène est devenue pratique, d'autoritaire elle s'est transformée en une sorte d'incarnation de l'initiative individuelle, soutenue constamment par le concours de tous !

Actuellement, il s'agit bien moins de constater que l'air,

---

(1) L'administration de l'Assistance publique n'a pas encore réalisé cette importante réforme!

que la lumière, que la propreté, sont les éléments essentiels de la santé, que de rechercher par des études isolées ou communes, par des enquêtes persévérantes qui sont l'apanage de la majorité des citoyens, les moyens les plus efficaces, pour aérer nos habitations, pour retremper nos membres dans des flots d'eaux limpides, pour inonder nos rues de lumière, et de soleil.

Viennent ensuite ces grands problèmes de démographie, d'installation d'établissements hospitaliers, de créations d'institutions de bienfaisance !

Dans ces tendances bien caractérisées où brillent à l'avant-garde, comme je viens de le dire, le libre arbitre de chacun et le concours de tous, résident la raison d'être, le succès, et l'avenir de la Société française d'hygiène.

Ce que la Société d'encouragement de Paris, sous le patronage des Boussingault, des Dumas, des Chevallier, a fait, et si bien fait pour l'industrie nationale, la Société d'hygiène espère l'accomplir pour tout ce qui, de près ou de loin, se rapporte au bien-être de l'individu, et à la prospérité des masses.

Parmi ses moyens d'action viennent se placer les discussions en séances publiques, les publications fréquentes, les cours populaires d'hygiène, les conférences !

Nous voici au cœur même de notre programme et de notre sujet :

« LES HOSPICES MARINS. »

Notre très-sympathique et très-regretté historien Michelet dans ces pages étincelantes d'esprit, de poésie et de vérité, intitulées LA MER, s'exprime en ces termes, au chapitre *Vita nuova des nations*.

« Pendant que j'achevais ce livre, en novembre 1860, la ressuscitée, l'Italie, notre glorieuse mère à tous, m'envoie de belles étrennes ; une nouvelle, une brochure m'arrivent de Florence.

« C'est un pays d'où il nous vient souvent de bonnes nouvelles :

« En 1300, celle de Dante ;

« En 1500, celle d'Amerigo.

« En 1600, Galilée.

« Quelle sera donc aujourd'hui la nouvelle de Florence.

« Oh bien petite en apparence ! mais qui sait, immense par les résultats. Il y a là un germe de conséquence incalculable, et qui peut changer le monde ! »

La nouvelle, Mesdames et Messieurs, c'était la création d'un premier hospice marin sur les rives de la mer Thyrrénienne ; la brochure c'était la relation que le Dr Barellaï faisait en termes émus, de l'institution naissante.

Suivez avec moi, je vous prie, cette touchante histoire, ces débuts simples et modestes, comme dans toutes les choses grandes et durables !

Le 12 juin 1853, ce savant médecin philanthrope montrait à ses collègues de l'Académie de médecine de Florence, un fort beau tableau d'Etienne Ussi représentant deux enfants qui avaient succombé par tuberculose abdominale (le terrible carreau) à l'hôpital de Santa Maria Nuova.

« Le premier, (c'est Michelet qui parle) de 7 à 8 ans, de fine et austère noblesse, dans l'amertume, ce semble, d'un grand destin inachevé, a sur l'oreiller une fleur. Sa mère, trop pauvre pour lui donner autre chose, lui en apportait en venant le voir. Il les gardait avec tant de religion qu'on lui a laissé celle-ci.

« L'autre plus petit, dans la grâce attendrissante de son

âge de 4 à 5 ans, visiblement va mourir, ses yeux flottent dans le dernier rêve. Ces enfants avaient témoigné de la sympathie l'un pour l'autre. Sans pouvoir parler, ils aimaient à se voir, à se regarder, et le compatissant médecin les avait fait placer en face l'un de l'autre. »

Barellaï, après avoir déroulé l'observation clinique de ces infortunées créatures, recherche les moyens de guérir la scrofule dans ses manifestations variées, et se demande avec une certaine perplexité s'il n'aurait pas pu guérir ces petits enfants *en les envoyant à la mer.*

L'heureuse pensée fut saluée d'une approbation unanime par le docte aréopage, et bientôt Barellaï, aidé dans son œuvre bienfaisante par toutes les Dames de l'aristocratie toscane, en dehors de l'intervention et de la sollicitude de l'Etat, fit installer à Via Reggio, sur les bords de la Méditerranée, non loin du magnifique golfe de la Spezzia, le premier hospice marin pour recueillir et traiter les enfants scrofuleux des deux sexes. Toujours grâce à la charité privée de toutes les classes de la Société, cette institution, qui a fourni les résultats les plus satisfaisants, au point de vue de la santé de ces intéressantes créatures, vouées dès le berceau à la déformation et à l'infirmité, s'est généralisée sur les rives de la Méditerranée et de l'Adriatique.

L'italie compte aujourd'hui plus de vingt hospices marins, tous dirigés par des médecins instruits qui exercent leurs laborieuses fonctions, gratuitement et avec la plus entière abnégation.

Avant d'aller plus loin, cueillons encore quelques perles fines dans le livre, j'allais dire dans l'écrin de Michelet.

» L'enfance de l'homme, comme celle des plantes et de toutes choses, a besoin de repos, d'air, de douce liberté.

« Il est des moments surtout dans son développement, des crises, où l'enfant tient à un fil. La vie a l'air d'hésiter, de se demander. « Durerai-je? » à ces moments décisifs, notre contact, le séjour des villes, et la vie des foules, pour ces créatures chancelantes, c'est la mort.

« Il faut couper court à cela ; il faut prévenir ; il faut tirer l'enfant de ce milieu funeste, l'ôter à l'homme, le donner à la nature, lui faire aspirer la vie dans les souffles de la mer. »

Passons en revue les étapes successives de la salutaire institution.

Pendant la saison estivale de 1856, trois enfants pauvres de Florence, atteints de scrofulose, en bénéficièrent les premiers.

En 1857, le nombre se doubla.

En 1858, les 6 devinrent 33.

En 1859, on atteint le chiffre de 44.

En 1860, celui de 66.

1861 voit jeter, avec une pieuse solennité, la première pierre de l'hospice actuel, établissement dont peut se vanter à juste titre la philanthropie nationale. Cent deux enfants provenant de diverses villes de la Toscane, Florence, Prato, Pistoia, Sienne, Pise, etc., constituèrent sa première population.

Le Comité-Directeur de l'œuvre était formé des représentants les plus distingués de l'aristocratie, du commerce, de l'industrie, des arts libéraux, de la médecine, et parmi ces dernières illustrations, laissez-moi citer ici les noms de Francesco Puccinotti, de Carlo Burci, de Maurizio Bufalini, que je m'honorerai toujours d'avoir eus pour maîtres.

Honneur à vous, ombres vénérées, météores lumineux qui planez sans cesse sur l'intelligence et les souvenirs de toute une génération de disciples, enthousiaste et studieuse. Honneur à vous qui nous avez ouvert des horizons nouveaux, en réunissant dans une harmonique synthèse, les sages traditions de la médecine hippocratique, l'étude attentive du grand livre de la nature, les conquêtes des sciences accessoires et de la méthode expérimentale. (*Vive approbation et applaudissements unanimes*).

Fier de ce premier succès de Via Reggio, le Dr Barellaï, nouveau Pierre l'Hermite, va prêcher la croisade de la bienfaisance dans les provinces les plus reculées de la Péninsule.

En 1862 il provoque à Milan la création du comité Lombard qui installe son hospice sur le rivage de Voltri.

Sa présence à Modène (1863) fait surgir le comité organisateur pour les provinces de l'Emilie, et l'hospice de Fano sur les rives de l'Adriatique.

1864 voit apparaître le comité de Bologne.

1867 ceux de Pavie, de Bergame, de Côme, de Lodi, de Livourne.

1868 ceux de Mantoue, de Brescia, de Venise, de la Romagne et de Rome.

1870, ceux de Rimini et de Porto d'Anzio.

1871, celui de la province de Turin (hospice de Loano).

Dès les premières années de prospérité, Barellaï avait compris la nécessité de porter la question hygiénique et médicale, devant les divers Congrès, ces grandes assises de la science !

Voici l'ordre du jour du Congrès médical international de Florence (1869).

« Le Congrès convaincu de l'efficacité des hospices marins, forme des vœux pour la prospérité et le développement progressif de cette précieuse et philanthropique institution. »

Le sixième Congrès de l'Association des médecins italiens séant à Rome (1871), félicite et encourage « l'illustre fondateur des hospices marins. »

C'est au Congrès international de Vienne (1873), en présence des illustrations médicales des Deux Mondes, que s'est fait entendre pour la dernière fois, la voix de l'infatigable apôtre. Vaincu par la maladie et la souffrance, au cours de son long pélerinage, il est allé retremper ses forces dans l'atmosphère douce et embaumée des collines de Florence.

Puisse la Providence lui permettre de couronner l'œuvre à laquelle son nom restera lié d'une manière si indissoluble.

Si j'avais eu la bonne fortune, Mesdames et Messieurs, de faire vibrer, à cet intéressant récit, l'une des fibres de votre cœur généreux, vous ne refuseriez pas au noble vieillard un salut amical et sympathique, et vous prieriez M. le député Bertani, ce modeste et savant confrère dont s'enorgueillit à juste titre la jeune Italie, de transmettre au Dr Barellaï, l'écho lointain de vos applaudissements ! (*Vive adhésion, applaudissements unanimes*).

Continuons notre route à travers les faits, les résultats obtenus, et les chiffres relatifs au nombre des enfants traités, et au patrimoine actif des comités.

Le comité de Florence envoie tous les ans un millier d'enfants scrofuleux des deux sexes, dans ses deux maisons de Livourne et de Via Reggio. Son patrimoine actif s'élève à 165,000 fr.

Le comité de Milan a dirigé sur Voltri et Sestri-Levante, de 1862 à 1875, 1,700 enfants. Son capital est de 81,100 fr.

Les comités de la Romagne et de l'Emilie ont secouru et traité en 13 ans, près de 3,000 enfants à Fano, sur l'Adriatique.

Le comité de Rome a déjà reçu 1,500 scrofuleux des deux sexes à Porto d'Anzio, à l'embouchure du Tibre.

Le comité de Venise a dépensé plus de cent mille francs pour son hospice modèle du Lido. Voici la statistique instructive que nous ont communiqué les docteurs M. R. Levi et Da Venezia, sur les 3,879 enfants scrofuleux traités au Lido.

> 1,566 ont guéri.
> 2,240 ont été améliorés.
> 58 sont restés stationnaires.
> 15 sont morts.

C'est une proportion de décès de moins de 1 0/0.

L'hospice de Loano, dont vous pouvez consulter les plans dans la deuxième salle de la section italienne, a été construit par le comité de la province de Turin, avec le concours des comités locaux de Vercelli, Novare, Cuneo, Asti, Pinerolo, etc. Quelle admirable organisation !

C'est aussi un établissement modèle au point de vue de l'aménagement et de la direction. Il a coûté plus de 100,000 fr.

Nos confrères d'Italie ne négligent jamais la partie scientifique de la question, et sur un rapport fortement motivé du Dr Pini, le Congrès médical de Turin a émis le vœu de recueillir les documents statistiques d'une manière uniforme, afin de mieux établir les points de comparaison.

Ces recherches pourront paraître superflues à la grande majorité des praticiens, mais vous n'ignorez pas que, par une singulière tendance de l'esprit humain, par cette perpétuelle oscillation du grand pendule de l'opinion scientifique vers ses points extrêmes, l'espérance et la désespérance, les faits qui paraissent les plus précis sont néanmoins exposés à la controverse.

Et tradidit mundum disputationibus, a dit l'apôtre.

L'objection principale a été ainsi formulée par les contradicteurs :

« De quelle efficacité peuvent être vos bains de mer, pour les enfants scrofuleux des provinces du centre de la Péninsule, puisque cette influence bienfaisante de la mer n'empêche pas la scrofule de régner à Venise, à Chioggia et dans d'autres cités maritimes ? »

Cette opinion a été victorieusement combattue par le professeur Coletti, de Padoue, celui-là même qui, au Congrès de Turin, portait à M. Waddington, alors ministre de l'Instruction publique, ce toast sympathique ;

« Ce salut chaud d'affection qui part du cœur, que le Dr de Pietra Santa le transmette à l'honorable Ministre qui l'a envoyé dans cette enceinte, et que ce salut dise à la noble terre de France, nos félicitations, nos vœux et notre reconnaissance. »

M. Coletti prouve, chiffres en main, que la scrofule fait peu de ravages à Venise. (4 0[0 des décès pour les diverses formes de scrofules ; 1,80 0[0, par phthisie pulmonaire, des malades entrés dans le grand hôpital).

Dans l'hospice maritime du Lido, les scrofules superficielles sont en majorité pour le contingent de Venise, tandis que les formes graves proviennent des provinces environnantes.

D'après Puccinotti, la scrofule est peu répandue à Gênes malgré les plus mauvaises conditions hygiéniques (maisons mal aérées ; ruelles malpropres et étroites ; alcoolisme et débauche effrénés comme dans tous les ports de mer).

Mêmes faits et mêmes observations à Naples, à Civita-Vecchia, à Livourne.

« Le rôle véritable de l'hygiène, ajoute le savant professeur, serait de prévenir le mal, tandis qu'aujourd'hui l'hygiène doit se borner à réparer les désastres causés par des erreurs invétérées et des fatalités séculaires.

« Le paysan désertant l'air pur de la campagne, va habiter les villes dont la population augmente sans mesure, en sorte que les rues ordinaires ne peuvent plus suffire à la circulation.

« Cet amoncellement d'êtres vivants (hommes ou animaux) dans l'enceinte étroite et renfermée des villes, engendre cette *malaria urbana*, moins meurtrière d'abord que la *malaria palustre*, mais qui s'infiltre plus intimement dans les fibres de la population, et lentement la mine et la détériore ; car ce que l'on appelle la malaria urbana ne doit pas être considérée comme un synonime d'atmosphère viciée, mais bien comme une formule comprenant toutes les conditions anti-hygiéniques d'une ville. »

Si nous considérons, avec le P⁻ Coletti, les diverses phases par lesquelles a passé successivement à travers les âges, l'espèce humaine, nous voyons que les hommes ont d'abord été chasseurs, puis pasteurs, puis agriculteurs, puis enfin industriels. Nous sommes arrivés à cette dernière phase, la plus féconde de toutes en maladies.

« Refaire des populations urbaines saines et bien portantes, c'est là une œuvre longue et difficile.

« Si nous parvenons à modifier le vice de la scrofule dans la génération présente, nous empêcherons qu'elle n'en produise une autre encore plus molle, plus languissante, plus dénuée de forces et d'énergie.

« Pour le moment contentons-nous d'empêcher que le mal ne s'accroisse et ne se transmette. Nos enfants, nos neveux, recueilleront les fruits les plus savoureux de nos améliorations et de nos réformes ! »

Pendant cette période de temps, que se passait-il en France ?

2

Dans cette circonstance, comme dans bien d'autres circonstances analogues, la France avait devancé les autres nations.

Le premier grain avait été semé à Cette, sur une terre française ; le grain avait germé, mais la plante était restée toute petite faute de soins d'un jardinier en renom, et l'épi non fructifié n'était pas arrivé à parfaite maturité.

Toujours est-il que Mademoiselle Coraly Hinsh, devenue Madame Armengaud, après avoir donné de 1832 à 1846 des secours à domicile aux indigents de l'église évangélique de l'Hérault qui venaient à Cette prendre les bains de mer, parvenait à fonder en 1847 un établissement spécial pouvant contenir 24 lits.

Les agrandissements successifs, ont été mis en rapport avec le nombre croissant des pauvres, d'une part, des ressources recueillies par les Comités de l'Hérault, de l'autre.

De 1847 à ce jour, l'église évangélique a secouru, en vue du bien moral et physique, 9,000 personnes des deux sexes avec une dépense de 280,000 francs.

Le dernier exercice financier accuse un excédant de 302 fr., avec une dépense de 14,000 fr. pour la saison des bains (23 juin au 31 août).

Sur les 500 admissions, on compte 7 jeunes filles de l'orphelinat de Crest, 22 de celui de Montauban, 35 de la maison de refuge de Nîmes.

« Nous pensons à nos malades après leur départ de Cette, comme nous le faisons lorsqu'ils sont près de nous, écrit M. le pasteur Ernest Krüger, car : « *Celui qui a pitié du pauvre prête à l'Eternel qui lui rendra son bienfait.* »

N'aurez-vous pas, Mesdames et Messieurs, quelques bienveillantes paroles d'estime pour cette sainte femme, Madame Armengaud, qui a fait tant de bien modestement, sans bruit, sans autre satisfaction que celle du devoir accompli. (*Assentiment général, applaudissements*).

La Bienfaisance n'a pas de religion spéciale, pas plus qu'elle n'a de nationalité particulière. Elle constitue l'essence même de l'être humain, et son histoire forme la page la plus brillante de l'histoire de l'humanité elle-même! (*Bravos*).

Venons à l'hôpital de Berck-sur-Mer, fondé en 1861 par l'Administration de l'Assistance publique de Paris, qui semblant ignorer l'existence du modeste hospice de Cette, n'avait été réveillée de sa torpeur, que par le bruit qui se faisait autour des maisons maritimes d'Italie.

A 32 kilomètres au sud de Boulogne, à 26 kilomètres au nord de Cayeux, se trouve une plage remarquablement unie, sans galets, sans ruisseaux, limitée par un cordon continu de dunes et de garennes bordant le territoire de la commune de Berck. Cette localité est exclusivement peuplée de pêcheurs exploitant une centaine de bateaux.

C'est là que nous allons suivre les débuts de l'œuvre, débuts non moins modestes que les précédents.

En 1857, sur les instances de M. le Dr Perrochaud, qui depuis longtemps avait constaté l'utilité des bains de mer dans le traitement du lymphatisme et de la scrofulose, M. Frère, inspecteur des enfants assistés, consentit à faire l'essai de la médication maritime sur les enfants scrofuleux de sa circonscription.

Les plus malades furent confiés aux soins d'une femme qui habitait Groffiers, commune assez éloignée de la mer; elle transportait deux fois par jour ses pensionnaires dans une brouette jusque sur la plage, et là, après avoir baigné les enfants et lavé les plaies, leur faisait un pansement complet. Au mois de mai de la même année, une autre femme du pays consentit à recevoir chez elle des scrofuleux et à en prendre soin.

Au bout de quelques mois les résultats furent si re-marquables, que MM. Perrochaud et Frére les signa-lèrent à M. Davenne, Directeur général, en le priant de faciliter cet essai par l'envoi des enfants à Berck, sur les bords mêmes de la mer.

Nous regrettons, en passant, que les notices officielles de l'Administration hospitalière n'enrégistrent pas le nom de ces deux femmes du peuple, bien dignes de con-courir aux prix de vertu de la fondation Montyon. (*Vive adhésion, bravos*).

Bientôt le nombre des enfants fut accru, et le succès se maintint si complet que M. Davenne fit diriger sur Berck trois religieuses de Boulogne, en leur confiant la direc-tion du nouveau service.

On ne tarda pas à reconnaître que la maison particu-lière consacrée aux scrofuleux devenait insuffisante, et le 8 juillet 1861, M. l'inspecteur Blondel inaugurait un pe-tit hôpital de 100 lits, à titre d'essai.

Dans la pensée de l'Administration, il ne s'agissait pas seulement de faire profiter des bénéfices du traitement maritime, un plus grand nombre d'enfants, mais de transporter presque exclusivement à la campagne, et surtout aux bords de la mer, le traitement des maladies scrofuleuses, et de procurer du même coup l'amélioration des deux hôpitaux d'enfants à Paris (rue de Sèvres et Sainte-Eugénie) en transformant en salles de rechange et en salles d'isolement pour les affections contagieuses, les localités que le départ d'un certain nombre de petits ma-lades allait laisser libres.

Le petit hôpital, convenablement installé, avait au rez-de-chaussée des salles pour classes et ouvroirs.

Deux grands gymnases spacieux étaient placés au centre

des préaux, servant d'abris pour les jeux, et de vestiaires pour les bains pris à la mer en toute saison. A cet effet, on avait créé au centre de l'établissement une vaste piscine, dans un local chaud et lumineux, susceptible de reproduire, autant que possible, par l'élévation de température de son atmosphère et de son eau, les conditions habituelles des bains de mer.

L'eau de l'Océan est amenée directement dans un puits par un tuyau de 400 mètres dont l'orifice est toujours immergé à la haute mer. Une pompe à vapeur aspire dans ce puits l'eau de mer et la refoule dans la piscine.

La vive lumière, la tiède vapeur d'eau qui remplissent constamment cette salle, permettent d'y entretenir quelques plantes vertes, dont l'aspect vient rompre heureusement la nudité du local et repose les yeux.

Quelques chiffres statistiques vous démontreront l'importance des résultats obtenus.

De 1861 à 1864, sur 400 enfants traités, on a eu 55 pour 100 de guérisons, 20 pour 100 d'améliorations et 3 pour 100 de décès.

L'hésitation pour l'adoption définitive du traitement marin n'était plus possible; l'Administration de l'Assistance publique confia à M. l'architecte Emile Lavezzari, le soin de dresser les plans et de surveiller la construction d'un grand hôpital pouvant contenir 500 lits. L'établissement était inauguré avec pompe le 18 juillet 1869 sous le vocable « l'hôpital Napoléon ».

Vous pouvez en admirer les plans et les dessins dans le pavillon de la Ville de Paris.

Une ingénieuse idée avait présidé à la décoration d'un des arcs de triomphe élevé pour la circonstance par les pêcheurs de Berck; il n'était composé que d'instruments de pêche et d'attributs maritimes, des paniers à poisson, enchassés et superposés, en formaient les colonnes, et,

sur le sommet, deux matelots et une femme en jupon
rouge travaillaient à un filet qui retombait tout le long
des colonnes et faisait arceaux.

Le discours de M. Husson, posait en peu de mots les
données scientifiques, et les applications pratiques.
« Armés désormais de puissants moyens d'action pour
combattre une maladie qui sévit cruellement au sein des
populations agglomérées, nous avons, grâce au libéral concours de la ville de Paris, organisé sur une grande échelle,
au profit des enfants pauvres de la Capitale, le traitement
maritime ; en même temps, nous avons voulu montrer aux
grandes villes ce qu'elles pourraient faire, à notre exemple,
sur les diverses côtes de notre littoral. »

L'allocution de M. Delangle, président du Conseil de
surveillance de l'Assistance publique, mérite d'être placée,
en extraits, sous vos yeux.

« S'il est un spectacle digne de l'admiration et de la
sympathie générale, c'est celui de la charité, luttant sans
compter les obstacles, sans se lasser, contre les maux que,
dans les décrets impénétrables de sa justice, la main de
Dieu a répandus sur les sociétés humaines.

« De ces maux si nombreux hélas ! il en est un redou-
table et terrible qui, corrompant les sources de la vie, et
étendant sur l'existence entière sa fatale influence, en fait
un long martyre.

« La Science a essayé de le combattre, elle a échoué.
Elle a été forcée de reconnaître que l'efficacité de ses secours dépendait de conditions inaccessibles à la pau-
vreté.

« Mais ce que n'avait pû la science, la charité a entrepris de le réaliser ; avec une persévérance infatigable, elle
a tenté des expériences ; elle a multiplié les essais. Ses
efforts ont été proportionnés à la difficulté, et enfin le
problème a été résolu.

« Tous ces malheureux enfants, étiolés, languissants et qui semblaient condamnés au plus triste sort, vont puiser dans l'asile qui s'ouvre les éléments d'une nouvelle vie. »

Voici d'autre part le jugement que porte sur l'établissement, un médecin distingué, ancien interne des hôpitaux de Paris, M. le Dr Legendre : « Tous les conseils de l'hygiène et de la thérapeutique, ont été scrupuleusement suivis à Berck ; rien n'a été oublié ; on a mis à profit tout ce que la science avait découvert de réellement utile dans le traitement des affections scrofuleuses.

« L'hôpital de Berck pourrait, aussi bien que les écoles de rachitiques de Turin et de Milan, orner ses murailles des béquilles et des appareils, qu'ont jetés comme inutiles, bon nombre de pauvres enfants ayant trouvé dans son enceinte une guérison solide et durable. »

Dans cette phrase, notre savant collègue de la Société d'hygiène fait allusion, à une petite divergence d'opinions qui s'est élevée entre nous.

Mon rapport au Ministre de l'Instruction publique, sur le Congrès médical de Turin, consacrait un chapitre aux hospices marins d'Italie.

Tout en reconnaissant la justesse de mes appréciations, M. Legendre m'a reproché de ne pas avoir mis assez en relief ce fait : « que sous le rapport du traitement de la scrofule, la France n'avait rien à envier à l'Italie. »

Ceci demande quelques mots d'explication :

D'après ce que j'ai eu l'honneur de vous exposer jusqu'ici, d'après les sentiments que je vous ai exprimés en commençant, je ne puis, et je ne dois pas être accusé de partialité.

Historien fidèle, parfois jusqu'à la minutie, j'ai la conviction d'avoir rendu à César ce qui appartenait à César ; « *Cæsari quod est Cæsaris* » mais devant parler des fonda-

tions anologues des deux pays, il était de mon devoir de
mettre en parallèle un grand établissement modèle, entraî-
nant des dépenses énormes, ne profitant qu'à un nombre
malheureusement restreint d'enfants, (le nombre des
admissions est toujours très-disproportionné avec le
chiffre des demandes) ; et ces refuges, qui toujours, par
l'initiative de la bienfaisance privée, se multiplient au
delà des Alpes selon les besoins de chaque province, de
chaque centre de population.

Aujourd'hui que l'expérimentation scientifique de l'utilité et de la valeur de la médication marine dans le traitement de la scrofule et du rachitisme, est faite et très-
bien faite, il importe de ne pas s'arrêter en chemin.

Il est surtout indispensable de créer sur les rivages de
l'Atlantique, et mieux encore sur les bords de la Méditerranée, des établissements moins coûteux, moins somp-
tueux, mais en plus grand nombre, de manière à pouvoir soumettre à un traitement rationnel et efficace, tous
les enfants des deux sexes, à la première apparition des
symptômes de détérioration organique, laissant après eux
des traces profondes et indélébiles.

S'il m'était permis de concentrer, dans une formule,
toute ma pensée et toutes mes aspirations, pour cette
grande application de thérapeutique moderne, je dirais
volontiers :

« Dans l'état actuel des établissements hospitaliers des
deux contrées :

« En France nous traitons utilement la scrofule et le
rachitisme confirmés ; en Italie on s'efforce de prévenir
leur funeste manifestation. »

Et comme conclusion pratique, vous proclamerez, vous
tous ici qui m'écoutez, et qui pouvez donner par votre approbation, l'autorité qui manquerait à mes paroles, vous
tous dis-je, proclamerez la nécessité de multiplier dans le

plus bref délai, sur les rives fortunées de nos deux mers, les hospices marins :

Au frontiscipe seraient inscrites ces paroles de Michelet:

« La puissance tonique, la salubre tonicité qui rassure tout être vivant, elle est triplement dans la mer.

« Elle l'a répandue dans ses eaux iodées à la surface ;

« Elle l'a dans son varech qui s'en imprègne incessamment ;

« Elle l'a toute animalisée dans sa plus féconde tribu les Gades (*vulgo* morues) ».

N'oublions pas de signaler que non loin de l'hôpital Napoléon, s'élève l'hôpital des Rothschild créé en 1872 sous l'inspiration et aux frais du riche et bienfaisant banquier, par ses deux dignes fils, MM. Alfred et Nathaniel Rothschild.

Il est affecté au traitement des enfants scrofuleux israélites, sous la direction médicale du Dr Perrochaud.

Vingt-quatre lits permettent de recevoir chaque année une population moyenne de cent enfants des deux sexes !

En traitant ces intéressants problèmes de la médication marine, il serait souverainement injuste de ne pas citer les noms de M. le Dr Gibert du Hâvre et du Dr Brochard de Paris.

M. Gibert a commencé par constater, que la scrofule est très-fréquente au Hâvre surtout chez les enfants et les jeunes gens ; mais comme les statistiques militaires démontrent qu'au moment du tirage au sort (21 ans) on trouve très-peu de scrofuleux, il était logique d'admettre qu'il y avait eu dans ce long intervalle, guérison des manifestations scrofuleuses, et guérison due surtout au climat maritime.

Le fait de la grande fréquence des accidents morbides, est facilement expliqué par les mauvaises conditions hygiéniques qui se trouvent réunies au Hàvre pour favoriser le développement de la scrofule.

(Hérédité même de l'affection ; alcoolisme effréné ; syphilis généralisée parmi les marins ; habitations mal aérées, peu éclairées dans les quartiers populeux; alimentation insuffisante ou peu substantielle.)

Pour combattre le mal, dans les limites de son activité personnelle, et de ses modestes ressources pécuniaires, M. le Dr Gibert a eu la louable pensée de créer un dispensaire spécial qui a rendu et qui rendra de grands services, alors surtout qu'il recevra l'appui moral et financier de l'administration communale de la ville.

Notre savant collègue et ami le Dr Brochard, l'apôtre fervent du bien-être et de l'éducation de la première enfance, que nous avons la satisfaction de voir au milieu de nous, a publié sur les Bains de mer chez les enfants, un volume des plus instructifs, tiré à plusieurs milliers d'exemplaires, auquel nous emprunterons deux chapitres.

Le premier contient quelques critiques sur l'hôpital actuel de Berck-sur-Mer qu'il serait imprudent de ne pas signaler.

Le second, nous apprend ce qui se passe aux Etats-Unis, et comment on a apprécié là-bas la vaste expérimentation scientifique !

« Il est regrettable, écrit M. Brochard, que nous soyons réduits, en France, aux deux hôpitaux maritimes de Cette et de Berck qui sont loin de suffire aux besoins de la population. Mais dans la création de ces hôpitaux, il ne faudrait pas commettre la faute que l'on vient de commettre à Berck.

« L'ancien bâtiment construit en briques et en planches, atteignait parfaitement son but, ses conditions hygiéniques étaient excellentes ; les enfants scrofuleux et rachitiques y guérissaient parfaitement. Il était trop petit, c'était là son seul défaut, il eût fallu l'agrandir.

« Au lieu de cela on l'a remplacé par un hôpital magnifique qui a couté des millions et dont les conditions hygiéniques ne sont certainement pas meilleures.

« Le luxe de construction et d'aménagement du nouvel hôpital de Berck est un double contre sens. Ce luxe ne convient nullement à ces enfants pauvres qui trouveront lorsqu'ils rentreront chez eux une différence beaucoup trop grande entre l'hôpital qu'ils abandonnent et la demeure de leurs parents dans laquelle ils reviennent.

« D'un autre côté, une construction aussi belle, avec des pierres amenées à grands frais, ne convient pas sur une plage sablonneuse où le terrain est peu stable.

« Il est fâcheux que l'industrie privée ne comprenne pas l'avantage qu'il y aurait pour elle à construire sur notre littoral si admirablement disposé pour cela, des hôpitaux d'enfants, et des maisons maritimes destinées à toutes les classes de la société.

« Ces hôpitaux d'enfants et ces maisons maritimes qui permettraient de vulgariser l'emploi des bains de mer auraient, au point de vue de l'hygiène publique, un intérêt social considérable.

« Les Américains, ces hommes si pratiques dans toutes les questions sociales, ont construit à Atlantic-City une maison maritime pour enfants THE CHILDREN'S SEA SHORE HOUSES.

« Les résultats ont été si satisfaisants au triple point de vue hygiénique, médical et financier, qu'ils en ont construit une deuxième, puis une troisième.

« Ces maisons, construites simplement, sont fondées et entretenues au moyen de souscriptions privées, auxquelles s'intéresse le Gouvernement. Le Dr William H. Bennet, de Philadelphie, apprenait dernièrement à notre savant

confrère que ces établissements allaient prendre en Amé-
rique un très-grand développement et il ajoutait :

« Nous suivons vos idées : où en êtes-vous en France ?
Hélas! j'ai dû répondre qu'en France on ne faisait rien. La
question est à l'étude dans les bureaux du ministère! »

Comme péroraison de cette partie essentielle de notre
conférence vous m'autoriserez à vous rappeler deux autres
pages de Michelet.

« La nouvelle fondation sera pour l'Europe un modèle,
nous devons cela aux enfants.

« La vie d'enfer que nous menons, cette vie de travail
terrible et d'excès plus meurtriers, c'est sur eux qu'elle
retombe.

« On ne peut se dissimuler la profonde altération dont
sont visiblement atteintes nos races de l'Occident; les
causes en sont nombreuses. La plus frappante c'est l'im-
mensité, la rapidité croissante de notre travail.

« Nous versons de notre cerveau un merveilleux fleuve
de sciences, d'arts, d'inventions, d'idées, de produits dont
nous inondons le globe, le présent, même l'avenir. Mais
à quel prix tout cela! au prix d'une effusion épouvantable
de force, d'une dépense cérébrale qui d'autant énerve la
génération.

« Nos œuvres sont prodigieuses et nos enfants misérables.

« Qui me donnera de voir cette élite de la terre, cette
foule du peuple inventeur, créateur et fabricant, qui sue
et s'use pour le monde, reprendre incessamment ses
forces à la grande piscine de Dieu !

« Toute l'humanité en profite; elle fleurit du labeur
énorme de ceux-ci; elle leur doit toute jouissance, toute
élégance, toute lumière.

« Ayez pitié de vous-mêmes, pauvres hommes d'Occident. Aidez-vous sérieusement, avisez au salut commun.

La terre vous supplie de vivre ; elle vous offre ce qu'elle a de meilleur, la mer, pour vous relever ; elle se perdrait en vous perdant, car vous êtes son génie, son âme inventive. De votre vie elle vit, et vous morts, elle mourrait !» (*Vifs et nombreux applaudissements*).

LES ÉCOLES DE RACHITIQUES.

Cette même et constante préoccupation pour le bien, des classes aisées des grandes villes italiennes, nous la retrouvons, avec un véritable sentiment d'orgueil, dans la création des écoles de rachitiques de Turin et de Milan.

Nées sous le souffle puissant de l'initiative d'un petit nombre de privilégiés, assez longtemps ignorées à leurs débuts, elles ont grandi peu à peu, grâces surtout à l'apostolat, continu, efficace, sans trève, de deux médecins hygiénistes d'intelligence et de cœur, le Cʳ Alberto Gamba, de Turin, l'adepte le plus fervent de la gymnastique en Italie, et le Dʳ Gaetano Pini.

Le culte des Italiens pour l'enfance se révèle dans toutes les productions artistiques. Parcourez les salles de la section italienne, et comptez les chefs-d'œuvre de peinture et de sculpture qu'il a inspirés.

En peinture :

BORDIGNON. Jeunes filles qui chantent.
BUSI. Les joies maternelles.
FONTANA. Mater amabilis.
JACOVACCI. Le retour du baptème.
LAEZZA. Procession d'enfants dans une fête de campagne.
MANCINI. La fille du marin.
MION. Le Colin Maillard. Petite fille, petit garçon.
THOMAS. Le Tour des enfants trouvés.

En sculpture :

Borghi (de Milan). Les joies maternelles.
Corbellini. Le gamin.
Dal Negro. L'innocence.
Galletti. Un enfant en bronze pour Fontaine.
Guarniero. La prière forcée.
Serace. Le gamin napolitain.
Martinoli. On n'a qu'une mère.
Moneta. L'éducation du cœur.
Pereda. Les orphelins de mère.
Salvini. Giotto enfant.
Tassara. Enfant dansant et jouant.
Vimercati. Moïse sauvé des eaux.
Le repos (petit savoyard).

La première origine de l'œuvre remonte à l'année 1871, lorsque le comte Riccardi de Netro assesseur pour l'instruction publique à Turin, justement ému du sort de ces malheureux enfants que leur infirmité native vouait irrévocablement à la douleur, conçut l'espoir, sinon de régénérer entièrement le corps, tout au moins de relever l'esprit, en leur ouvrant les portes de professions rémunératrices.

Les magistrats municipaux de Turin, *la cité forte, la cité sainte, la cité savante*, comme l'appelle l'illustre vénitien Betti, encouragèrent le noble philanthrope, et au mois de mai 1872 l'école s'ouvrit pour 20 élèves, dont le nombre doubla dès la première année.

Deux chambrettes. avec l'aménagement que comporte l'enseignement élémentaire, un petit jardin, une directrice-institutrice, une femme de service, constituaient les éléments essentiels de ce nouveau refuge que la Charité et la Science, dans une pensée commune, élevaient au soulagement de la misère et de la douleur.

Bientôt une société de 150 actionnaires (actionnaires renonçant à l'avance à toute espèce de dividende) (*rires approbatifs*) encouragée par ce premier essai, nomma dans son sein un Comité-directeur.

Grâce à l'appui moral des corporations, et aux subventions effectives du Municipe, le comité put installer l'école dans un local plus vaste et plus complet.

L'année 1873 s'ouvrit avec un budget de 9,000 fr. de recettes et 5,000 fr. de dépenses prévues.

Le 14 mai 1874, le chiffre des enfants inscrits depuis la fondation s'élevait à 133.

21 avaient quitté l'école guéris ou assez améliorés pour pouvoir fréquenter les classes municipales, ou entrer en apprentissage chez de bienveillants patrons.

À la fin de l'année 1875, la ville de Turin comptait trois écoles de rachitiques, situées dans les quartiers les plus populeux, donnant les soins les plus éclairés, sous l'incessante direction du professeur Gamba et de deux médecins adjoints ses zélés collaborateurs, à 162 enfants des deux sexes.

Le dernier compte-rendu sanitaire et administratif constate, avec satisfaction, la prospérité toujours croissante de l'œuvre tutélaire !

L'œuvre prospérait parce qu'elle avait une raison d'être; l'idée qui l'avait inspirée était parvenue à maturité, parce qu'elle formait le complément indispensable de l'institution des hospices marins. Effectivement, dès l'année 1873, les études hygiéniques du Dr Gaetano Pini avaient appelé son attention sur le nombre considérable de rachitiques que renfermait la ville de Milan (l'une des cités de la Péninsule les plus mal partagées sous ce rapport).

Sans connaître la création récente de l'école de Turin, il réclamait dans la GAZETTA DI MILANO, l'ouverture d'un asile « pour ces déshérités de la fortune, que l'antiquité condamnait à mort dès la naissance, et que la charité moderne s'efforce de rendre à la société, en leur donnant, avec les forces physiques, l'intelligence et parfois même l'amour de l'art. »

Et voulez-vous une preuve de plus de ce fait que nous rencontrons dans l'histoire de toutes les créations, de toutes les découvertes ; à savoir : les aspirations précédant la réalisation, les blanches lueurs de l'aurore devançant la marche du soleil.

En 1840, l'œuvre milanaise des asiles pour l'enfance avait cherché à améliorer par de sages mesures prophylactiques, la position matérielle et morale de ces pauvres créatures, les rachitiques.

Faute de ressources financières suffisantes, faute surtout de direction scientifique, la tentative était restée à l'état d'aspiration !

D'un document important communiqué par M. l'avocat Rosmini, il résulte qu'en 1850, un patricien milanais, le marquis Alexandre Visconti, d'Aragon, avait légué une somme de 6,000 fr. à l'effet d'aider à la construction d'un hôpital orthopédique pour le traitement des petits malheureux frappés par le rachitisme.

« J'oblige mes héritiers, dit le testament, à tenir cette somme à la disposition de cet établissement, dans l'espoir que les misérables et douloureuses vies auxquelles sont condamnées tant de victimes innocentes, qui atteignent dans cette cité un chiffre désolant, puissent exciter la philanthropie éclairée et la charité proverbiale de mes concitoyens. »

Que faut-il le plus louer dans ce noble langage ? la générosité du donateur, ou la perspicacité de l'homme de bien qui, sans être ni médecin, ni hygiéniste, ni administrateur, met le doigt sur une véritable plaie sociale !

Les temps *étaient donc venus* lorsque plusieurs personnes distinguées de Milan (sénateurs, députés, conseillers municipaux, etc.), se réunirent sous la présidence du vénéré professeur Sacchi, pour répondre à l'appel de notre ami le Dr Pini, et aviser aux moyens de créer la nouvelle école.

Vingt-cinq dames dont le nom restera inscrit à perpétuité dans les fastes de la philanthropie milanaise, s'offrirent pour quêter l'obole de la charité publique en faveur des pauvres rachitiques, parcourant la ville de quartier en quartier, frappant de porte en porte, entrant de magasin en magasin.

En moins de deux mois, malgré la pénurie d'argent de ces années calamiteuses pour le pays, elles avaient recueilli la somme respectable de 43,000 francs. (*Applaudissements, bravos*).

Dès ce moment l'idée passait à l'état de fait accompli, et le 1er janvier 1875, Milan saluait dans ses murs la modeste école de la rue Saint-André, avec sa petite population de dix rachitiques « arrachés aux griffes de la mort et aux tortures de la misère. »

Les obstacles avaient été pourtant nombreux, mais les préjugés du vulgaire, les hésitations des incrédules, les sourires des sceptiques, l'indifférence de la foule, ne parvinrent pas à neutraliser l'activité bienfaisante de cette minorité d'âmes d'élite qui, soutenue par un sentiment humanitaire, avait entrepris avec enthousiasme cette nouvelle conquête de la science et de la charité.

Aujourd'hui, l'école primitive s'est transformée en un véritable Institut de bienfaisance, soutenu par le concours généreux de la Municipalité, de la Province, de l'État, et reconnu comme établissement d'utilité publique, d'*ente morale*, d'être moral, selon la poétique expression de nos chers voisins !

L'exemple du Dr Barellaï était là pour démontrer au

Dr Pini la nécessité de faire un pressant appel à la Science, en concentrant sur l'institution naissante le contrôle et les lumières des hommes compétents. Aussi n'hésite-t-il pas à se rendre au Congrès d'hygiène de Bruxelles, au Congrès médical de Turin, à l'Exposition universelle de Paris.

L'approbation est unanime, et la médaille d'argent à l'effigie du roi des Belges, ouvre la liste des récompenses réservées à l'INSTITUTO DEI RACHITICI !

Ecoutez du reste, Mesdames et Messieurs, les paroles mêmes du vaillant apôtre :

« Je viens demander au Congrès de Bruxelles quelques mots d'approbation et d'encouragement pour une œuvre non moins *pieuse* (celle des hospices marins), qui créée modestement et sans bruit à Turin, par la sollicitude et les soins éclairés du comte Riccardi de Netro, fleurit et prospère actuellement dans la capitale de la Lombardie.

« Il ne s'agit plus d'hôpital ou de refuge d'un nouveau genre, dans lesquels, le plus souvent, les malheureux déshérités de la fortune, qui y sont admis, sont voués à la souffrance et à la mort, mais d'un asile, où l'on arrive à la guérison par le fait d'un traitement logiquement approprié.

« Intimement convaincu de la nécessité, pour le médecin hygiéniste, de combattre à outrance les hôpitaux et les hospices, j'ai eu la pensée de recueillir, dans des salles spéciales, pendant plusieurs heures de la journée, parmi ces fils du peuple, les plus infortunés, ceux qui bossus et difformes, sont pour ainsi dire contournés par le rachitisme.

« En les rendant le soir même aux caresses des parents et aux saintes joies de la famille, après avoir traité les infirmités du corps, j'ai la persuasion de pouvoir relever leur esprit, abruti par l'ignorance et les préjugés. Ne deviennent-ils pas ainsi les apôtres inconscients d'une religion qui ne reconnaît comme divinités que la Science et la Charité !

« C'est une véritable école que nous offrons à ces malheureuses créatures, que nos pères précipitèrent un jour du haut des tours et des donjons, et pour lesquelles la civilisation moderne n'a eu jusqu'ici que les sourires dédaigneux des sceptiques, ou la stérile compassion des hommes de bien. »

N'est-ce pas là le langage du cœur et de la conviction !!

Continuons :

« A son entrée dans l'asile, l'enfant devient l'objet des soins de toute nature les plus empressés. Au moyen d'une nourriture substantielle, tonique et réconfortante, avec l'aide de toutes les ressources thérapeutiques de l'hydrothérapie, de l'électricité, de l'air comprimé, de la gymnastique raisonnée, l'enfant rachitique se métamorphose à vue d'œil, et les teintes rosées de son visage ne tardent pas à saluer les premières lueurs d'une guérison prochaine.

« J'ai reçu parmi mes premiers pensionnaires, de pauvres êtres que la maladie avait rendus hébétés et déments, des malheureux qui se traînaient à terre dans l'attitude des brutes, des estropiés qui s'appuyaient, titubants et incertains, sur de grossières béquilles.

« Aujourd'hui, après quelques mois de traitement, vous auriez bien de la peine à les reconnaître, et vous seriez agréablement surpris, en voyant cette petite population, les pieds et les jambes armés d'appareils orthopédiques, monter sur des cordes, courir dans les allées du jardin, traîner des brouettes, cultiver des fleurs, marcher en cadence, entonner en chœur des chansons populaires.

« L'intelligence jadis obtuse et indolente s'est réveillée vive et animée, et dans les yeux de plusieurs d'entre eux, brille cette étincelle du génie, dont, par un contraste frappant, les a doués la nature. « J'ajoute en finissant que déjà à Turin comme à Milan, beaucoup de rachitiques ont pu suspendre aux murailles des écoles, les béquilles qu'ils avaient en entrant, et ces néfastes appareils deviennent ainsi les preuves irrécusables des combats heureux que la Science et la Charité réunies dans une étreinte fraternelle ont remporté contre la maladie et la douleur. » (*Bravos et applaudissements*).

Pendant l'été, à leur arrivée, les enfants sont déshabillés, lavés à grande eau froide des pieds à la tête, essuyés avec soin, et renvoyés à leurs jeux dans le jardin ; un peu plus tard commencent les exercices gymnastiques.

A midi ils se retrouvent au réfectoire, autour de tables abondamment servies de bonne soupe, de viandes rôties, d'eaux ferrugineuses.

Dans la journée, après une sieste d'une heure et demie, se succèdent les leçons de lecture, d'écriture, d'arithmétique et de chant.

Le soir ils sont renvoyés chez eux dans les omnibus qui les avaient amenés le matin.

Si je ne craignais d'abuser de votre bienveillante attention, je vous ferais assister aux séances annuelles de distribution des récompenses dans l'enceinte de la nouvelle école.

La lumière entre à flots par les grandes fenêtres qui apportent chaque jour à cette petite population l'air pur et vivifiant ; le jardin montre les mille fleurs que ces jeunes êtres cultivent avec bonheur, et une riche bannière, don du commandeur Speluzzi, présente à tous, les emblêmes de la foi et de la charité apportant à leur tour l'encouragement si puissant de l'art, « ce fils de prédilection du génie.

« Chacun, comme l'écrit mon très-sympathique collaborateur le Dr Every Body, emportait de cette cérémonie un souvenir attendri pour les hommes généreux qui ont su mener leur œuvre à bien, malgré les obstacles sans nombre que leur suscitaient, ainsi que je l'ai déjà rappelé, les préjugés du vulgaire, la défiance des incrédules, le sourire des sceptiques et l'indifférence du plus grand nombre.

« Mais la création de ces écoles ne constitue pas seulement une bonne œuvre, elle a encore une haute importance médicale ; elle est l'application des sages principes de la bienfaisance préventive, la plus difficile à réaliser, parce qu'elle rencontre d'énormes difficultés, et qu'elle ne donne pas l'orgueilleuse satisfaction du résultat immédiat ; mais aussi la plus féconde, puisqu'elle prépare l'avenir, et qu'elle rend des enfants à la famille qui les a vus naître, et à la Patrie, cette grande famille que nous aimons tous comme une mère, et qui n'a pas trop du dévouement de tous ses enfants !! »

Le dernier compte-rendu, administratif et sanitaire, nous apprend que le patrimoine actif, réel, qui était de 45,800 au 31 décembre 1875, s'est élevé à la fin de 1876 à 59,500.

Les résultats thérapeutiques, sous l'influence de la gymnastique, des appareils orthopédiques, de la médication tonique et réconfortante, sont des plus incontestables. Voilà deux spécimens en plâtre des résultats obtenus !

Éclairé par l'expérience de tous les jours, le Comité directeur réalise de mois en mois de nouveaux progrès, de nouveaux perfectionnements.

La création d'une ambulance, comprenant à la fois la

consultation gratuite et le dispensaire pour les enfants du dehors.

L'installation d'une infirmerie pour les élèves internes, atteints d'affections intercurrentes, qui ne trouveraient pas dans la maison paternelle, l'air pur, la lumière, les médicaments, la nourriture appropriée.

L'organisation d'une école professionnelle afin de ménager aux enfants guéris et améliorés, les moyens de subvenir à leur existence.

Il s'agit comme le veut le Pr Sacchi, de leur donner, non pas une instruction complète, mais une éducation raisonnable, en leur apprenant des arts et métiers en rapport direct avec leurs aptitudes et avec leurs forces physiques.

Il ne saurait entrer dans le cadre déjà si large de cette Conférence, d'aborder des questions essentiellement médicales, mais pour satisfaire la curiosité naturelle de quelques confrères qui se demandent, comment des parents généralement sains peuvent engendrer des rachitiques, j'affirmerai avec les récentes recherches de MM. Gamba, Pini, Brochard et tant d'autres :

« Que l'allaitement insuffisant et nécessaire est la cause principale du rachitisme ! »

Au moment de la naissance, la grande majorité des enfants milanais est saine, robuste, mais lorsque ces enfants ont été confiés à des nourrices étrangères, pendant les 10 ou 12 premiers mois de l'existence, ils reviennent au logis avec les cruelles empreintes du lymphatisme, de la scrofule et du rachitisme.

Quel enseignement, pour les mères tendres et affectueuses !!!

En scrutant plus profondément dans l'étiologie du rachitisme, on constate chez les ascendants les perpétuels ravages de la syphilis, de la débauche, de la vie déréglée, de l'alcoolisme.

Quels enseignements pour l'économie sociale !

« Nous avions cru un moment voir se réaliser parmi nous cette belle création, écrit le Dr Every Body dans le *Journal d'hygiène*, mais l'empressement mal avisé d'un de nos confrères de la Presse a renversé notre espoir d'un jour. Non ! pour une œuvre de ce genre, il faut plus que la bourse du premier financier venu, que le savoir faire d'un écrivain utilitaire ; à la fortune d'un comte Riccardi, à la science d'un Dr Pini, il faut unir encore ce que l'on n'emprunte à personne : l'intelligence et le dévouement dont les forces réunies seront prêtes à accomplir l'œuvre, au moment marqué par la Providence ! »

Puisse cette conférence inspirer aussi quelque salutaire imitation !

Un dernier mot avant de nous séparer, Mesdames et Messieurs, et que ce mot fasse entrer dans votre esprit, une pensée de souvenir bienveillant pour cette Société française d'hygiène que j'ai eu l'honneur de représenter au milieu de vous, et qui préside à cette réunion dans la personne aimée de M. Marié-Davy le savant Directeur de l'Observatoire de Montsouris.

Dans ces temps si rudes et si saccadés, encore au lendemain de désastres immérités, alors que les Sociétés européennes tressaillent sur leurs vieilles assises, c'est un spectacle bien doux et bien consolant que de voir nos générations françaises se recueillir dans l'étude et dans la science, pour se préoccuper du bien-être individuel et de la prospérité générale, en jetant les bases d'institutions qui sauront défier l'action corrosive du temps et des bouleversements politiques !

Si le but de la Société est noble, ses moyens d'action

sont aussi salutaires que puissants, car elle veut avant tout :

Elever l'intelligence par l'étude et les recherches.

Moraliser le cœur par la réalité et la certitude du bien accompli.

Donner à la vie de tous les jours le mobile le plus élevé, en se rendant utile et à soi-même et à ses semblables.

« Laissez les petits enfants venir à moi, » s'écriait le divin Maître sur le seuil du temple de Jérusalem.

Laissez vos maris, vos frères, vos amis, vous dirons-nous, Mesdames, vous toutes qui occupez une si large place dans notre existence de lutte et de labeur, laissez-les s'enrôler sous la bannière de la Société française d'hygiène.

Elle porte inscrit en lettres d'or le mot d'ordre de l'Empereur romain :

LABOREMUS. — *Travaillons sans relâche.*

(Vive et générale approbation, applaudissements et bravos. En descendant de la tribune, le Conférencier est félicité par un grand nombre de personnes).

Paris. — Typ. A. PARENT, rue Monsieur-le-Prince, 29-31.